Instructions.

Te 163
1100

Te 163
400

INSTRUCTIONS

SUR

LES EAUX MINÉRALES

DE

MARTIGNÉ-BRIAND,

DÉPARTEMENT

DE MAINE ET LOIRE.

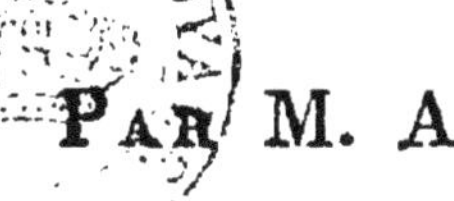

PAR M. A. Médecin.

A ANGERS,

DE L'IMPRIMERIE DE L. PAVIE.

1810.

INSTRUCTIONS

SUR

LES EAUX MINÉRALES

DE

MARTIGNÉ-BRIAND.

TOPOGRAPHIE

DE

MARTIGNÉ-BRIAND.

MARTIGNÉ-BRIAND, connu depuis plus d'un siècle par ses excellentes Eaux minérales, est une petite Ville très-ancienne du Département de Maine et Loire, distante de six lieues d'Angers, et autant de Saumur.

Situé à mi-côte, Martigné est dominé au nord par différentes collines d'une étendue de dix lieues, qui produisent de fort bons vins blancs ; à ses pieds, du côté du midi, se déploie une vaste plaine coupée par une prairie au milieu de laquelle coule la rivière du Layon qui, après avoir reçu plusieurs ruisseaux, se décharge dans la Loire, à Chalonnes. (Elle portoit autrefois bateau, et servoit à l'exploitation du charbon de terre des mines de St.-Georges, et d'autres objets.)

Le pays est fertile, l'air y est pur et salubre, les maladies épidémiques y sont rares, les habitans en sont forts et bien constitués.

On voit dans la saison favorable des personnes des Départemens environnans, tels que la Mayenne, Indre et Loire, la Vienne, les Deux-Sèvres, la Sarthe, la Vendée, se rendre à Martigné, pour prendre les Eaux minérales.

Un bâtiment construit auprès de ces fontaines, met les buveurs à couvert des injures de l'air; des plantations nombreuses et variées formant des promenades à l'entour, rendent ce lieu très-agréable et surtout bien convenable à son objet. Des Médecins nommés par le Gouvernement, veillent à l'administration des Eaux et à leur entretien.

On est redevable de ces précieux avantages à la bienveillance éclairée de M. Bourdon, ancien Préfet de Maine et Loire, dont le zèle est si bien secondé par son Successeur M. Helly.

L'Autorité municipale de Martigné, à laquelle l'inspection de ces Eaux est spécialement confiée, mérite les plus grands éloges pour la manière dont elle remplit cette partie intéressante de ses attributions.

Les Etrangers qu'attire dans cet endroit le besoin de prendre les Eaux minérales, y trouvent en outre, des pensions bien tenues, des logemens honnêtes, une société bien choisie, enfin toutes les commodités et tous les agrémens attachés d'ordinaire à de semblables établissemens.

OBSERVATIONS
GÉNÉRALES
SUR LES EAUX MINÉRALES
DE
MARTIGNÉ-BRIAND.

On entend par Eaux minérales, celles qui sont chargées d'une assez grande quantité de principes minéraux, pour produire sur le corps humain des effets sensiblement différens de ceux de l'Eau ordinaire.

C'est dans le sein de la terre, en se mêlant avec des substances étrangères, ou en les dissolvant, qu'elles contractent les vertus particulières qui les distinguent entr'elles, et les rendent propres à la guérison de diverses maladies.

Il y en a deux espèces, les Eaux thermales et les Eaux martiales.

Les unes et les autres se trouvent à Martigné-Briand, à un degré de vertu très-éminent.

Elles sourdent à Jouannet, endroit distant d'un quart de lieue de la ville, au pied d'un vallon situé au nord.

Autrefois on ne connoissoit qu'une seule source, qui fut découverte en 1706, et dont on fit usage avec succès. Ce n'est que depuis quarante ans qu'on en a découvert trois autres; et on en doit la connoissance à M. Linacier, Médecin distingué de Chinon. Il fut nommé par la Commission royale de Paris, pour examiner les Eaux des Provinces de l'Anjou, de la Tourraine, et du Poitou; il s'occupa particulièrement de celles de Martigné-Briand; il en fit l'analyse : et, satisfait du résultat qu'elles présentoient, il obtint du Gouvernement une somme assez considérable qui fut employée à réparer les fontaines et à construire des appartemens pour mettre les buveurs à couvert.

Les opérations chimiques ont été réitérées depuis; et en 1789, M. Ducloseau, habile Médecin d'Angers, qui analysa ces Eaux, confirma ce qu'on en avoit dit.

Le terrein environnant est sec et aride ; les ronces, les ajoncs, la petite bruyère, en sont les productions ordinaires ; on y rencontre des quartz et du spath cristallisés ; les terres cultivées semblent en être un débri mêlé de sable, d'une couleur rouge. On voit de gros blocs de marbre granit, de différentes espèces, sur lesquels des quartz et du spath cristallisés sous différentes formes, y sont combinés avec une substance ocreuse très-rouge. On découvre auprès et aux environs de la fontaine thermale, des terres noires qui exhalent une odeur de soufre.

D'un autre côté, vers le nord, on y découvre des débris, des masses entières de substances gypseuses, qui tombent fréquemment en efflorescence. Dans les terres aux environs des trois sources martiales, on trouve des terres argileuses, des couches d'ocre, des pierres dures porreuses, et plusieurs substances minérales très-noires. Ces substances contiennent des parties métalliques, attirables par l'aimant.

Les quatre sources dont nous venons de parler, se distinguent par les noms qui indiquent leurs qualités.

La première est l'Eau martiale.

La seconde est l'Eau volatile.

La troisième est l'Eau alcaline.

La quatrième est l'Eau thermale.

Ière. SOURCE.

EAU MARTIALE

SA NATURE.

L'ANCIENNE source vient de la colline, par un plan incliné. Elle fournit cinq setiers d'Eau, mesure de Paris, à la minute.

Cette Eau est froide, limpide et transparente; elle a peu d'odeur; son goût est austère, ferrugineux, salin; sa pesanteur spécifique excède d'un gros par pinte celle de l'Eau distillée.

Elle prend, par le mélange de la poudre de noix de galle, une couleur pourpre, qui ensuite devient noire.

La liqueur saturée de la matière colorante du bleu de Prusse lui donne d'abord une belle couleur bleue, semblable au bleu de Prusse lui-même. La solution d'argent dans l'acide nitreux, la trouble et la rend laiteuse; elle y produit un précipité en forme de caillé, connu sous le nom de *lacnulée;* ce précipité devient violet, et l'eau reste long-temps d'un vert sale. La solution mercurielle y forme un précipité d'un jaune orangé; l'alcali volatil lui fait prendre une couleur jaune plus vive; le sirop violat la verdit. Elle fait effervescence avec les acides végétaux et minéraux. Cette effervescence est plus sensible avec l'acide vitriolique qu'avec tout autre.

M. Linacier ayant fait évaporer l'eau de cette source, et employé sur son résidu tous les moyens ordinaires, pour y découvrir les principes qui la minéralisent, y reconnut du sel marin sous les deux formes, de la sélénite, une terre alcaline, une ocre martiale, quelques stries rousses bitumineuses.

Par le calcul qui a été fait de ces substances, il a été observé que chaque pinte d'Eau pesant deux livres, contient :

1°. Trois grains et demi d'ocre martiale.

2°. Cinq grains de sel marin cristallisé.

3°. Deux grains de même sel à base terreuse.

4°. Deux grains de sélénite.

5°. Quatre grains de terre alcaline.

SA PROPRIÉTÉ.

LES principes qui la minéralisent, rendent cette Eau délayante, stomachique, tonique, apéritive, absorbante, résolutive, diurétique et laxative, par les voies des garde-robes, lorsqu'on la prend à des doses un peu fortes.

Avec ces qualités, qui rendent l'Eau de l'ancienne source une Eau de la première espèce dans son genre, son emploi dirigé avec discernement, remédie à plusieurs maladies chroniques, souvent désespérées.

Elle est délayante, par sa partie aqueuse ; stomachique et tonique, par le principe martial qu'elle contient ; laxative, par son sel marin ; absorbante et diurétique, par la terre alcaline qu'elle tient en dissolution.

Chacun de ces principes peut produire des effets particuliers qui lui sont propres ; mais c'est au concours des uns avec les autres, et à leurs justes proportions, que l'on doit attribuer les cures que l'on voit opérer par l'usage de cette Eau, sur les maladies même qui ont trompé les efforts de l'art.

IIe. SOURCE.

EAU VOLATILE.

SA NATURE.

CETTE fontaine n'est éloignée que d'environ six pieds de l'ancienne ; elle est formée de trois petits jets qui sourdent d'assez bas. Elle fournit à la minute, trois setiers d'eau, mesure de Paris.

L'Eau de cette source est plus limpide, plus transparente que celle de l'ancienne; son odeur affecte vivement l'organe de l'odorat; son goût est un peu moins ferrugineux, mais il est plus piquant et plus salé. L'impression que cette Eau fait au palais et à la langue, est bien plus marquée quelques instans après qu'on l'a bue, que dans le moment qu'on la boit. Il est des malades qui après avoir bu de cette Eau, éprouvent un mal de tête avec assoupissement; ce qui est propre à toutes les eaux spiritueuses, surtout lorsqu'on les prend trop vîte, ou à trop forte dose.

L'Eau de cette source est froide; elle pèse soixante grains de plus par pinte que l'Eau distillée; elle fait effervescence sensible avec le vin, le sucre, le vinaigre et les acides minéraux; elle prend avec la noix de galle une belle couleur pourprée qui devient ensuite noire; quelques gouttes de la liqueur saturée de la matière colorante du bleu de Prusse, mêlées avec cette Eau, y occasionnent un précipité semblable à ce même bleu.

L'Eau de cette fontaine verdit le sirop violat. Les solutions résineuses, par l'intermède des alcalis purs, y font paroître un léger nuage floconné qui se précipite bien promptement. L'alcali volatil la jaunit, et il se fait peu de temps après un précipité de couleur jaune. La solution d'argent avec l'acide nitreux la rend très-laiteuse; ce qui donne lieu à un caillé bien sensible qui est promptement précipité, et prend peu de temps après la couleur d'un violet sale.

Elle fournit par l'évaporation les mêmes principes fixes que l'Eau de la première, mais les proportions en sont différentes. On obtient par pinte de cette Eau :

1°. Six grains de sel marin cristallisé.

2°. Trois grains du même sel, partie à base terreuse, partie à base plus alcaline.

3°. Deux grains d'ocre martiale.

4°. Deux grains de sélénite.

5°. Quatre grains de terre alcaline.

6°. Quelques stries rousses bitumineuses.

Le principe qui la volatilise en fait seul la différence d'avec les autres, puisque les principes fixes sont les mêmes.

SA PROPRIÉTÉ.

L'Eau de cette source convient donc, quant à ses principes fixes, aux mêmes maladies que celle de la première peut guérir; mais comme l'esprit volatil dont elle est imbue donne plus de force et d'activité à ses principes, leur action sur le corps humain doit être plus générale et plus énergique.

L'on emploie avec avantage l'Eau de cette source dans les dérangemens des fonctions de l'estomac, dans les appétits dépravés, dans les désordres des digestions, surtout quand elles sont lentes et pénibles; dans les relâchemens des fibres des solides, dans l'appauvrissement du sang, dans la densité de la limphe, surtout quand elle pèche par excès; dans les embarras des viscères du bas-ventre.

IIIe. SOURCE.

EAU ALCALINE.

SA NATURE.

CETTE fontaine est éloignée d'environ une toise et demie de la première ; son aspect est à l'est ; elle fournit sept setiers d'Eau, mesure de Paris, dans l'espace de six minutes : son Eau est froide, un peu moins transparente que celle des deux autres. Elle prend une belle couleur pourpre, peu de temps après qu'on y a mêlé de la poudre de noix de galle ; cette couleur ensuite devient noire. L'alcali phlogistique y occasionne un précipité semblable au bleu de Prusse ; elle fermente plus sensiblement que les autres avec les acides.

On a obtenu par l'évaporation, par pinte :

1°. Quatre grains de sel marin cristallisé.

2°. Deux du même, à base terreuse.
3°. Huit grains de terre alcaline.
4°. Un grain de sélénite.
5°. Un grain et demi d'ocre martiale.

SA PROPRIÉTÉ.

Les principes qui minéralisent l'Eau de cette source, sont les mêmes que ceux des autres; conséquemment sa vertu est la même, si ce n'est qu'elle est principalement propre à remédier aux aigreurs de l'estomac, aux pertes blanches qui proviennent du relâchement des viscères; dans les anciens écoulemens qui ont subsisté à la suite des gonorrhées virulentes, que l'on doit attribuer à un relâchement des prostates.

L'on peut aussi en faire usage avec une très-grande confiance dans tous les cas où l'on a lieu de s'apercevoir de quelque tendance au relâchement ou à l'inertie des solides, et de trop de lenteur dans la circulation des liquides. On observe qu'il est très-urgent,

BIBLIOTHÈQUE ROYALE I

dans certains cas, d'entre-mêler et de varier la boisson de ces trois sources selon les incommodités ou les maladies qui ont du rapport avec les vertus de leurs principes.

Les gens de l'art ne pourront point se tromper sur ces combinaisons, lorsqu'ils connoîtront parfaitement la maladie et ses causes, les principes qui minéralisent cette Eau, et les suites nécessaires de sa proportion.

IVe. SOURCE.

EAU THERMALE.

SA NATURE.

La source thermale est située dans une colline opposée à celle où sourdent les autres sources, à une distance d'environ 25 toises : son aspect est à l'ouest. On a observé que dans le temps le plus chaud, sa température est à trois degrés au-dessus de celle de l'atmosphère. Elle fournit par minute trois setiers d'Eau, mesure de Paris ; elle est limpide, transparente ; son odeur approche beaucoup de celle du foie de soufre ; son goût est mauvais et nauséabond ; elle laisse au palais et sur la langue une impression de rouille de fer, moins acerbe que celle des autres eaux ; elle paroît un peu grasse lorsqu'on la tient un certain temps dans la bouche ; elle pèse un gros et demi par pinte de plus que l'Eau distillée.

La noix de galle lui fait prendre une couleur rouge purpurine ; elle verdit avec le sirop violat ; cependant, après le mélange, on observe une légère teinte de rouge ; cette couleur est plus vive, lorsqu'on y ajoute des fleurs d'hypéricum. Elle se trouble avec une effervescence sensible, lorsqu'on y ajoute l'alcali de tartre résous. La solution d'argent la rend laiteuse, et donne lieu au précipité dont on a déjà parlé.

SA PROPRIÉTÉ.

Il est certain que l'on a obtenu, par pinte, par l'évaporation :

1°. Quatre grains de foie de soufre.
2°. Quatre grains de sel de glauber.
3°. Cinq grains de sel marin.
4°. Un demi-grain de sel à base terreuse.

Il est démontré par des expériences, que l'Eau de cette source est différente des trois autres en ce qu'elle est savonneuse, par conséquent résolutive et détersive ; les autres principes qu'elle contient la rendent apéritive, diurétique et tonique. Elle est bonne aux poitrines foibles et tuberculeuses, dans les rhumes invétérés, dans les relâchemens des vésicules pulmonaires qui en résultent, dans les suintemens purulens de ce viscère, et même dans les suppurations décidées, pour peu que le malade soit encore assez fort pour en soutenir l'usage, et qu'on en proportionne la quantité, selon les circonstances de la maladie.

On l'emploie avec succès dans les maladies hypocondriaques. Elle purgent légèrement à la dose de deux pintes; on en retire des avantages sensibles dans les maladies psoriques, soit dartres ou gales. Les bains de cette Eau sont d'une grande utilité dans ce cas; les douches, dans les foiblesses des membres, dans les rhumatismes laiteux, dans les émiplégies à la suite des plaies d'armes à feu, et dans la maladie syphilitique. On applique aussi utilement les boues de cette Eau sur les tumeurs provenant de l'épaisissement de la lymphe, ou des ulcères fistuleux.

Il est extrêmement rare de voir sourdre dans un même lieu, comme on le voit dans la commune de Martigné, quatre sources minérales, chacune contenant des principes qui leur sont propres, quoiqu'en général les principes des unes et des autres soient presque les mêmes. La différence qu'il y a entre les principes qui les minéralisent, consiste principalement dans leur quantité et dans leur combinaison : il n'y a donc que la quatrième qui ait un principe sulfureux que les autres n'ont pas. Il ne restoit à désirer que ces qualités dans les sources de Martigné, pour les rendre propres à la plus grande partie des maladies qui affligent l'humanité.

Il n'est point de remède, depuis le plus simple jusqu'au plus composé, qui n'exige des attentions particulières, selon sa nature et la variété des tempéramens, selon les maladies et leur différence. Quoique les Eaux minérales remplissent seules, pour ainsi dire, la classe des remèdes les plus généraux, il n'est pas moins nécessaire de préparer les malades à leur usage ; autrement l'on courroit les risques de ne pas en retirer les avantages qu'on auroit lieu d'en attendre, et de les rendre plus nuisibles qu'utiles.

L'on observe que les Eaux de Martigné ne sont pas susceptibles du transport, à cause du fer qu'elles contiennent en dissolution, par le gaz acide carbonique : ce gaz est si volatil et si fugace, que le moindre mouvement imprimé au vase, lui fait abandonner l'eau ; alors le fer reste sous la forme de flocon ocré. L'on appuie ce raisonnement sur l'expérience ; puisqu'à la distance d'une lieue de transport, le fer tombe sous la forme floconneuse; et les Eaux perdent leurs vertus.

TRAITEMENT

PRÉPARATOIRE A L'USAGE DES EAUX,

SUIVANT LES DIFFÉRENS TEMPÉRAMENS.

QUELQUE temps avant de faire usage de ces Eaux, on doit donner une attention particulière au tempérament des malades, à la nature de leurs maladies et à l'ordre de leur digestion.

Les tempéramens sanguins, bilieux et pituiteux doivent servir de boussole pour distinguer l'état des liquides et des solides : on ne doit pas perdre de vue que la force du ressort de ceux-ci établit la densité des autres selon ses degrés ; leur débilité fait tendre les liquides à la dissolution.

Les malades d'un tempérament sanguin sont toujours disposés à la plethore, et s'enflamment aisément; les bilieux sont portés à l'irritation, à l'éréthisme, et sujets aux souffrances, aux douleurs ; ceux qui sont pituiteux, au contraire, tendent à l'inertie, au relâchement, et sont exposés à des fluxions catarrheuses, à des cours de ventre séreux, à des œdématies ; les abus dans le régime de vie leur causent une espèce de cacochimie qui n'est que trop souvent une source fréquente d'hydropisie.

Ceux qui possèdent l'art de guérir, ont pour objet, en prescrivant ces Eaux, de prévenir des maladies, ou de les guérir. Dans le premier cas, ils n'en ordonnent l'usage qu'à l'occasion de quelque dérangement des fonctions ; dans le second, ils veulent guérir une maladie réelle.

Cependant, comme elles portent leur action, ou produisent leur effet également sur les liquides et les solides qui sont toujours dans quelque degré d'altération, les Eaux concourent à la favoriser ; elles accélèrent la maladie, elles la rendent plus grave, si elle a lieu.

Par exemple, dans le cas d'une plethore sanguine, qui est toujours accompagnée de densité des liquides et de tension des fibres organiques des solides, on ordonne l'usage des Eaux spiritueuses ou ferrugineuses. Elles agitent la masse du sang, irritent les fibres des solides, et les conduisent insensiblement à un état de flogose ; d'où il s'ensuit des fièvres continues, des inflammations, etc.

Dans le tempérament bilieux, lorsque la bile a acquis un caractère étranger à sa nature ; lorsqu'elle est trop dense, résineuse, porracée, noire, âcre, irritante, corrosive ; ou bien lorsqu'elle tend à contracter quelqu'un de ces vices : les principes salins, ferrugineux et sulfureux des Eaux minérales, quelque dissous ou combinés qu'ils puissent être avec la partie aqueuse, seroient propres à favoriser l'irritation, au lieu de la calmer.

Dans le tempérament pituiteux, dont la fibre des solides est lâche, la lymphe trop fluide ou dissoute, la sérosité trop abondante; les globules du sang, peu cohérens entr'eux, ne pourroient que dégénérer par la boisson trop abondante de ces Eaux, à l'occasion de leur partie aqueuse ; quand bien même leurs principes minéraux seroient propres aux symptômes auxquels on se proposeroit de remédier.

Tous ces différens vices des liquides et des solides peuvent être modérés au point de rendre ces Eaux favorables aux malades qui en sont attaqués, en prenant, avant et après leur usage, les précautions indiquées dans les articles suivans.

TEMPÉRAMENT SANGUIN.

Il est donc de la prudence de préparer les malades avant l'usage de ces Eaux, par l'application des sangsues à la marge de l'anus, ou une saignée du bras, selon le cas ; par les boissons délayantes, comme celle du petit-lait, qu'ils prendront tous les matins, pendant plusieurs jours, à la dose de deux livres en plusieurs prises, en supposant que leur estomac puisse supporter cette quantité.

On fera leur boisson ordinaire, pendant le reste de la journée, d'une infusion de chiendent, de chicorée, de fleurs de violette, de fleurs de mauve, de guimauve, de bouillon blanc. On peut y suppléer par le bouillon de poulet et de veau, et par des bains domestiques pris de temps en temps. Il faut observer de la sobriété dans l'usage des alimens, et de la prudence dans leur choix ; on doit aussi employer les purgatifs doux, tels que deux onces de manne dans cinq onces d'infusion de feuilles de chicorée, demi-gros de rhubarbe et trois gros de sel végétal pour une dose. S'il se manifeste quelque signe de plethore sanguine, par la plénitude, la fréquence ou la dureté du pouls, par des pesanteurs ou des inquiétudes dans les extrémités, par des douleurs de tête ou des oppressions ; on réitérera l'application des sangsues au siége. Quant aux humectans et aux délayans, on aura soin de se priver de ceux qui seroient en état d'échauffer et d'irriter, tels que les salures, les épiceries, les liqueurs échauffantes et spiritueuses ; on se tiendra le ventre libre par le moyen des lavemens émolliens et des émulsions nitrées : huit à neuf bains avant de prendre l'eau, sont d'une très-grande utilité.

TEMPÉRAMENT BILIEUX.

Il est dans l'ordre de modérer les différens caractères de la bile, qui pourroient altérer l'effet de ces Eaux, par le moyen de bouillons, de décoctions et d'infusions de plantes chicoracées ou savonneuses.

Celles dont on doit principalement faire usage, sont les racines de pissenlit, de bardane, de carotte, de scorsonère, de patience sauvage; les feuilles de bourrache, de buglose, de scolopendre, de laitue, dont on fait des bouillons, des décoctions et des infusions, selon les circonstances et la situation des malades.

Après avoir employé ces moyens pendant l'espace de quinze jours, on fait prendre, le matin, deux onces de casse mondée, ou une plus forte dose, selon les forces des malades; on divise cette portion en deux prises, et on la délaye dans deux verres de décoction de quelques-unes des plantes précédentes.

On réitère ce purgatif tous les trois ou quatre jours, selon l'effet qu'il produit; on continue ensuite les décoctions ou les infusions des plantes, pendant huit jours; et deux jours avant de commencer les Eaux, on se purgera plus efficacement avec une décoction d'une once de tamarin, dans laquelle on fait infuser un gros de rhubarbe, et on fait fondre deux onces et demie de manne, ou une plus forte dose, si le tempérament des malades l'exige.

Les bains domestiques, presque tous les jours, ou de deux jours l'un, rendront cette préparation aux Eaux bien plus efficace.

Si le pouls est dur, plein, embarrassé, on commencera par l'application des sangsues au siége; pendant tout ce temps, on aura soin de tenir le ventre libre par le moyen de lavemens émolliens. Le même régime de vie que l'on a indiqué pour le tempérament sanguin, convient également aux malades d'un tempérament bilieux.

TEMPÉRAMENT PITUITEUX.

Les malades d'un tempérament pituiteux se purgeront trois semaines avant de prendre les Eaux, avec une tisane royale, composée d'une once et demie de tamarin, et six gros de polipode de chêne, que l'on fera bouillir dans deux livres d'eau commune, pendant un quart-d'heure ; en ôtant le pot du feu, on y ajoutera une demi-once de séné mondé, une pincée d'anis, autant de coriandre et de camomille, une poignée de cerfeuil et de cresson, une once de sel de cédelisse, une poignée de chicorée sauvage, que l'on fera bouillir, et que l'on passera. Les malades prendront le matin deux prises de cette tisane, de six onces chacune, pendant deux ou trois jours ; ils observeront une heure et demie d'intervalle d'une prise à l'autre : si deux prises de ce remède ne purgent pas suffisamment, ils en prendront une troisième dans le même ordre que les premières.

Deux jours après avoir fait un usage convenable de cette tisane purgative, on fera prendre tous les matins à jeun huit ou dix grains d'extrait de rhubarbe en bols, avec deux gouttes de baume du Pérou liquide, et par-dessus une tasse d'infusion de germandrée. On continuera ce remède pendant huit ou dix jours de suite, et on purgera à la fin avec deux onces et demie de manne délayées dans cinq onces d'infusion de cerfeuil ou de chicorée sauvage ; on y fera fondre trois gros de sel de cédelisse pour une prise.

Les malades se reposeront trois à quatre jours, et commenceront ensuite l'usage des Eaux, qu'ils prendront de la manière qui leur sera prescrite.

Le régime de vie des malades d'un tempérament pituiteux doit être moins humectant que celui qui vient d'être indiqué pour ceux dont le tempérament est sanguin ou bilieux ; mais ils doivent user de la même sobriété, éviter les excès, et surtout faire beaucoup d'exercice.

TRAITEMENT

PRÉPARATOIRE A L'USAGE DES EAUX,

SUIVANT LES DIFFÉRENTES MALADIES.

Chaque maladie exigeroit une préparation particulière, pour faire, selon sa nature, un usage utile de ces Eaux ; mais comme il n'est pas possible de comprendre toutes les maladies dans ce court Exposé, l'on ne peut en présenter que quelques généralités.

Dans les affections nerveuses et spasmodiques, les érysipèles, la gale, les dartres, les boutons bilieux et lymphatico-bilieux, on emploie, pour se préparer à l'usage de ces Eaux, des bains domestiques et tièdes, des boissons délayantes, légèrement apéritives et diaphorétiques, que l'on fait précéder d'une purgation qu'on réitère deux jours avant de commencer l'usage de ces Eaux ; observant cependant de ne purger, dans les affections nerveuses, que lorsqu'elles sont modérées, ou suspendues; et dans les érysipèles, que lorsqu'ils sont sur leur déclin.

Si le pouls est dur, plein; si la tête est pesante et la respiration gênée; quelle que soit la maladie, on doit pratiquer l'usage de l'application de quelques sangsues au siége, selon le tempérament du malade, et toujours avant la purgation; on recommencera si les mêmes symptômes subsistent.

Les douleurs, les hérétismes de l'abdomen, les coliques, le ténesme, les cours de ventre bilieux dyssentériques, l'engorgement des vaisseaux hémorroïdaux, l'écoulement des hémorroïdes occasionné par l'irritation, leur suppression, les ardeurs, les dysuries, les stranguries, les engorgemens phlogistiques de la matrice, le dérangement du flux périodique et son irrégularité, l'écoulement des fleurs blanches, qui provient de l'irritation; exigent en général des boissons délayantes, tempérantes et calmantes; des bains, des lavemens, des laxatifs, de légers purgatifs, et surtout un régime de vie sobre et modéré. Il est essentiel, dans toutes ces maladies, de se garantir des passions de l'âme, et d'éviter toutes sortes d'excès.

Dans les engorgemens sanguins des viscères du bas-ventre, dans ceux qui sont lymphatico-sanguins ou bilieux, on doit avoir recours à une saignée; si ces engorgemens proviennent de la suppression d'un écoulement hémorroïdal, l'application des sangsues à la marge de l'anus est le secours le plus indiqué et le plus pressant.

Dans ces circonstances dangereuses, on prend des demi-bains, on fait des fomentations avec la décoction des plantes émollientes; le petit-lait, l'eau de poulet ou de veau, doivent faire la boisson ordinaire.

Lorsque les symptômes sont diminués, et qu'on n'a plus lieu de craindre l'inflammation, on fait usage de tisannes délayantes et légèrement apéritives.

Dans les obstructions lymphatiques des viscères du bas-ventre, on doit prendre des bouillons, des apozèmes, des tisanes, des sucs composés avec les racines des plantes apéritives, telles que le petit houx, la chicorée sauvage, le pissenlit, le chardon roland, la bardane, le chiendent, les feuilles de bourrache, la fumeterre, le cresson, le bécabunga, le cerfeuil : l'on fait fondre dans ces décoctions des sels neutres à petites doses, tels que le sel végétal, le sel de glauber, la terre foliée de tartre, la terre chalibée, le tartre vitriolé.

Les maladies de poitrine, telles que les asthmes secs et tuberculeux, exigent des ménagemens particuliers, de même que les autres affections de la poitrine, qui sont de la compétence des Eaux minérales. Cependant on peut se servir sans danger de bouillons des plantes béchiques, des fleurs pectorales et vulnéraires, d'apozèmes de la même quantité, que l'on adoucit avec du miel ou avec du sucre.

Si on a l'attention de combiner les indications que fournissent les différens tempéramens avec celles que l'on prend d'après les symptômes des maladies, on trouvera aisément les remèdes propres à se préparer dans tous les cas à l'usage des Eaux minérales de Martigné.

Dans toutes les incommodités et les maladies de toute espèce, il faut avoir égard aux organes de la digestion, et aux dérangemens qui leur sont propres. Il est essentiel de ne pas les perdre de vue, en préparant les malades à l'usage de ces Eaux.

Lorsque les malades sont affectés de symptômes qui dépendent de l'estomac, tels que les nausées et le vomissement; lorsqu'ils ont la langue saburale, ou un mauvais goût; qu'ils ressentent des aigreurs ou de l'amertume à la bouche; il faut sans hésiter donner un vomitif, avec précaution; les purger le lendemain avec la manne mêlée dans une infusion de rhubarbe et de chicorée sauvage.

Pendant ces différentes préparations à l'usage des Eaux minérales, on doit avoir soin de tenir le ventre libre, par le moyen des lavemens émolliens, et faire l'attention la plus scrupuleuse au choix des remèdes convenables au tempérament des malades et à la nature de leurs maladies.

RÉGIME A SUIVRE

PENDANT L'USAGE DES EAUX.

Il est ordinaire que ceux qui veulent faire usage de ces Eaux, prennent un purgatif. Cette précaution n'est pas toujours nécessaire, surtout lorsque les personnes se sont purgées peu de jours auparavant, et lorsque l'estomac fait bien ses fonctions dans l'ordre naturel. Si au contraire les malades n'ont point pris de purgatif, ou si leurs digestions sont dérangées, la purgation devient nécessaire.

Il est très-imprudent d'employer des purgatifs puissans, en prenant ces Eaux. Ces remèdes irritent les membranes du canal intestinal; l'irritation se communique à tout le système des nerfs, et à celui des vaisseaux. *Ils suspendent l'effet des Eaux, et peuvent devenir très-dangereux*; ainsi qu'on l'a observé sur différentes personnes qui les ont prises, sans être instruites de la conduite qu'il faut tenir en prenant les Eaux minérales.

Mais lorsqu'elles passent bien, on ne doit point déranger leur marche. Si, au contraire, les malades éprouvent des dérangemens dans les organes de la digestion, de la lassitude dans les extrémités ; s'ils ont le corps lourd, la tête embarrassée, le teint changé, la peau jaune, conséquemment bilieuse ; l'on doit suspendre l'usage des Eaux pendant cinq à six jours, pour prendre, chacun de ces jours et le matin, deux ou trois verres d'un apozème composé avec une décoction de plantes chicoracées ; et ensuite on réitérera un purgatif tel qu'on l'a indiqué pour le tempérament pituiteux.

L'on commencera donc par deux verres, en augmentant d'un verre tous les jours, jusqu'à la concurrence de huit que l'on doit proportionner à la dose de deux pintes, mesure de Paris, et que l'on doit continuer pendant trois semaines sans interruption, selon l'état du malade ; ensuite on diminuera tous les jours d'un verre ; et dans le cas où les Eaux constiperoient, on doit se tenir le ventre libre par quelques lavemens, qui cependant deviennent inutiles lorsque les Eaux purgent.

L'on ne doit point s'étonner lorsque ces Eaux passent lentement ; c'est une marque certaine qu'elles passent en grande partie dans le système des vaisseaux.

Si l'on remarque que la quantité des urines soit moindre que celle des Eaux qu'on a prise, on doit mettre en usage tous les moyens pour établir l'égalité entre la boisson et l'évacuation.

A cet effet l'on montera à cheval dans l'après-midi, ou bien l'on fera d'autres exercices modérés ; si l'exercice ne réussit pas, on prendra tous les matins, dans le premier verre d'Eau, dix grains de sel de nitre.

Il est bon d'observer qu'il est dans l'ordre de la nature qu'une évacuation extraordinaire diminue la quantité naturelle des autres.

Et quoiqu'il puisse arriver, en prenant ces Eaux, que les malades évacuent plus abondamment par les garde-robes, ces évacuations ne seroient pas moins salutaires que si toute la quantité des Eaux passoit par les urines.

Les Eaux minérales de Martigné exigent un exercice modéré, surtout des promenades fréquentes; on ne doit pas se permettre des occupations qui obligent de rester long-temps assis, et surtout de jouer à des jeux qui méritent une attention suivie. Ces Eaux excitant la propension au sommeil, et une espèce d'ivresse qui survient peu de temps après les avoir prises; il est très-utile de s'empêcher de dormir pendant le jour; la tranquillité de l'esprit seconde puissamment leurs effets. Les vivacités extraordinaires, les chagrins, les inquiétudes et toutes les passions de l'âme, qui portent à la tristesse, sont absolument nuisibles; mais il n'est pas moins essentiel de modérer celles qui portent à la joie, surtout lorsque la passion est de la partie.

En buvant ces Eaux, on doit être d'une continence et d'une sobriété à toute épreuve; souvent il est difficile d'écouter cette vertu lorsqu'un penchant naturel s'y oppose: d'ailleurs il est très-ordinaire que l'usage de ces Eaux excite l'appétit, et porte sur le système des nerfs un agrément très-propre à exciter les passions: la nature alors en impose aux sens; elle se fait illusion à elle-même; ce sont des circonstances qui exigent qu'on se fasse violence pour se surmonter; autrement on devient la victime d'une trompeuse foiblesse où le penchant entraîne.

On ne doit faire pendant leur usage que deux repas par jour; il suffit de dîner bien, de souper peu, de mettre une certaine distance entre ces deux repas, pour que la digestion ait le temps de se faire; mais il ne faut pas déjeuner, car il n'est pas prudent de manger sitôt après les avoir prises; on trouble leurs effets; les digestions deviennent pénibles; toutes les fonctions en souffrent; ce sont autant de dispositions à des incommodités ou à des maladies. S'il est des malades qui éprouvent un appétit tellement pressant qu'il ne leur est pas possible de se dispenser de manger; tout ce qu'ils peuvent se permettre, c'est une légère croûte de pain sec avec un verre de vin blanc seulement. L'on doit s'abstenir pendant tout le temps de leur usage, de toutes sortes d'alimens salés, épicés, et de crudités; d'alimens acides, lourds et difficiles à digérer; on se nourrira à dîner de bon pain bien cuit, de potages, de légumes potagers, et on évitera ceux qui ont un caractère d'acidité.

L'on se permettra les farineux de toutes espèces, les viandes blanches, le mouton, le veau, les lapereaux, la volaille rôtie, le poisson frit, les œufs frais et autres choses digestibles; on s'abstiendra de faire maigre; on peut se permettre de boire du vin, surtout le blanc de préférence; comme étant le plus passant et le plus léger, et à cause de sa vertu diurétique; on doit se priver très-scrupuleusement de liqueurs spiritueuses échauffantes, telles que le thé, le café, le chocolat; cependant si les Eaux ne passoient que difficilement, l'on pourroit se permettre, comme remède, quelques tasses de thé léger, adouci avec un peu de sucre. Tel est le régime que l'on doit observer pendant l'usage des des Eaux minérales de Martigné: l'on va indiquer les précautions qu'il faut prendre après leur usage.

RÉGIME A SUIVRE

APRÈS L'USAGE DES EAUX.

Elles continuent de faire leur effet pendant l'espace d'un mois et même plus long-temps ; une partie de leurs principes minéraux sont entrés dans la combinaison des liquides ; ils circulent avec eux dans les vaisseaux, y secondent la nature, et lui fournissent de puissans moyens pour purifier le sang et la lymphe, lorsque ces liquides ont contracté quelque vice.

Les principes minéraux de ces Eaux qui ont resté dans les substances animales, servent à favoriser la circulation des liquides, à déboucher les extrémités capillaires des vaisseaux souvent obstrués par une lymphe trop dense, trop épaisse, ou par un sang trop coerreux ; ils sont propres à solliciter, à rétablir, à animer les mouvemens oscillatoires des fibres des solides, à soutenir leur ton, leur activité, leur élasticité, et en général à favoriser toutes les fonctions.

On conçoit par les effets que produisent ces Eaux sur les liquides et les solides, même long-temps après qu'on en a cessé l'usage, combien il est essentiel d'user de précautions pour obtenir les effets qu'on a lieu d'en attendre.

La même attention doit être portée jusqu'à éviter les accidens qui résulteroient des abus que l'on pourroit commettre dans des circonstances aussi précieuses.

Il est donc essentiel de continuer, au moins pendant deux mois après avoir cessé de les prendre, le même régime qui vient d'être indiqué comme nécessaire pendant leur usage ; on doit également se garantir de toutes sortes d'abus, et se préserver des passions de l'âme.

Si les fonctions de l'estomac se font dans l'ordre de la nature, il n'est pas nécessaire de prendre des purgatifs avant que les deux mois ne soient écoulés, à moins que des indications particulières ne l'exigent.

Pendant que subsiste la combinaison du principe minéral avec la masse des liquides, il ne peut que produire des effets salutaires ; si l'on a l'imprudence de le dissiper, et de l'évacuer par des purgatifs, on se prive des avantages qu'on en retireroit.

Malgré ces réflexions, on est obligé d'avoir recours aux purgatifs ; il convient de n'employer que les plus doux.

D'ailleurs il est de la prudence, après une longue suite de remèdes, de laisser la nature à elle-même, pour qu'elle puisse agir avec toutes ses ressources ; ce n'est que par elle que les fonctions peuvent se rétablir dans leur perfection ; les secours de l'art ne font que la seconder, en éloignant les obstacles qui la gênent ; elle doit être regardée dans les fonctions mécaniques animales sous l'empire de l'âme, comme leur principe, leur mobile, leur objet et leur fin.

Les époques où l'on peut faire usage des Eaux minérales de Martigné, sont le mois de mai, de juin jusqu'au quinze juillet, pour la première saison ; depuis ce temps jusqu'au quinze septembre, pour la seconde saison : lorsque la température de ces saisons se comporte bien.

Tels sont les moyens de faire un heureux usage des Eaux minérales de Martigné-Briand. Ils ont été, sans doute, exposés d'une manière satisfaisante, dans ce petit Ouvrage dont l'Auteur aura atteint son but, si, en le publiant, il peut être utile à ses concitoyens.

FIN.

www.ingramcontent.com/pod-product-compliance
Ingram Content Group UK Ltd.
Pitfield, Milton Keynes, MK11 3LW, UK
UKHW021024200726
13857UKWH00004B/1568

9 782013 042567